R. CLAOUÉ

Chef du Service d'oto-laryngologie à la Clinique Pasteur
de Bordeaux

Le Nystagmus Vestibulaire

et les

Réactions de mouvements

— *17 Figures* —

2 Planches en couleurs

A. MALOINE ET FILS, ÉDITEURS

27 — RUE DE L'ÉCOLE-DE-MÉDECINE — 27

PARIS, 1918

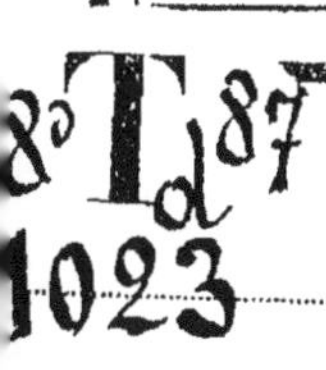

LE

NYSTAGMUS VESTIBULAIRE

et les

RÉACTIONS DE MOUVEMENTS

R CLAOUÉ

Chef du Service d'oto-laryngologie à la Clinique Pasteur
de Bordeaux

LE
NYSTAGMUS VESTIBULAIRE

ET LES

RÉACTIONS DE MOUVEMENTS

---

17 Figures

2 Planches en couleurs

A. MALOINE ET FILS, ÉDITEURS
27, RUE DE L'ÉCOLE-DE-MÉDECINE, 27
PARIS, 1918

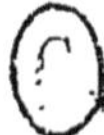

Notions pratiques pour l'étude

du

NYSTAGMUS VESTIBULAIRE

et des

RÉACTIONS DE MOUVEMENTS

Le nystagmus vestibulaire et les réactions de mouvement ont une grande importance dans l'étude des affections du labyrinthe et du cervelet. La guerre actuelle, avec les blessés et les commotionnés de la tête, donne aujourd'hui un intérêt encore plus spécial à cette question.

Considérations anatomiques. — Avant d'entreprendre cette étude, il est essentiel d'avoir présentes à l'esprit certaines données anatomiques très précises. Dans ce but, nous avons fait fabriquer un fantôme, que nous avons appelé : *nystagmo-fantôme* [1].

C'est un petit crâne, ouvert à sa face supérieure et monté sur une tige qui, grâce à une triple articulation, permet de lui faire exécuter des mouve-

1. Luèr, Bd. St-Germain, Paris.

ments dans tous les sens, en avant et en arrière, à gauche et à droite et aussi des mouvements de rotation.

Les canaux semi-circulaires sont préparés à droite et à gauche. On voit leur orientation, non seulement par rapport aux axes du rocher, mais aussi par rapport au crâne lui-même, orientation qui nous intéresse surtout dans cette étude. La tête étant en position naturelle droite (nous entendons par là la position obtenue quand une ligne longeant l'apophyse zygomatique est horizontale), vous ferez les constatations suivantes :

a) Le canal semi-circulaire horizontal (qu'il vaudrait mieux appeler l'externe) n'est pas horizontal : il fait avec un plan horizontal passant par l'apophyse zygomatique un angle ouvert en avant, de dimensions un peu variables, mais en général de 30°. (fig. 1).

- *b*) Le plan du canal vertical antérieur (s'il est sagittal par rapport au rocher), ne coïncide nullement avec le plan sagittal du crâne, mais fait avec lui un angle de 45° environ (fig. 2).

c) Le plan du canal vertical postérieur (s'il est frontal par rapport au rocher), ne coïncide pas avec le plan frontal du crâne, mais fait avec lui un angle de 45° environ (fig. 2).

Vous remarquerez aussi que les plans des canaux verticaux de nom contraire sont parallèles, c'est-à-dire par exemple que le plan du canal vertical antérieur d'un côté est parallèle au plan du canal vertical postérieur de l'autre côté. C'est là, au point de

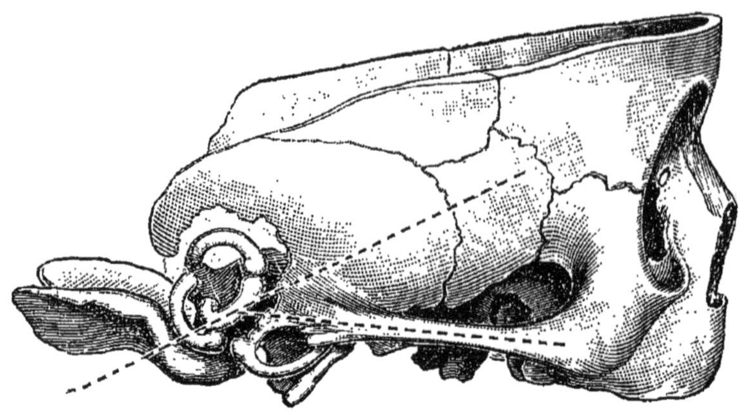

Fig. 1. — *Tête en position naturelle, droite.*
Le canal semi-circulaire externe fait avec un plan passant par
l'apophyse zygomatique, un angle ouvert en avant d'environ 30°.

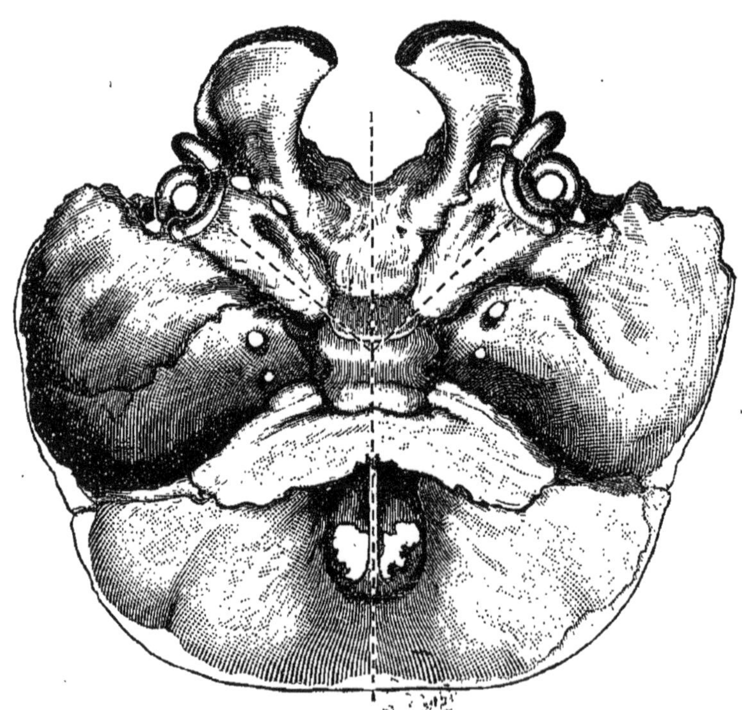

Fig. 2.
Les plans des canaux verticaux (sagittal et frontal) ne coïncident pas
avec le plan sagittal et frontal du crâne. On voit aussi que les
canaux verticaux de nom contraire sont parallèles.

vue du travail compensateur des canaux, une donnée qui peut être intéressante (fig. 2).

Nous avons eu soin de mettre bien en relief la situation des *ampoules*, qu'il faut toujours se représenter visuellement au cours des épreuves ; surtout celle du canal semi-circulaire externe et celle du canal vertical antérieur, voisines l'une de l'autre et rapprochées de la caisse ; celle du canal vertical postérieur est située en arrière et en bas, près du bulbe de la jugulaire ; elle a moins d'importance pour nous.

C'est au niveau des ampoules, sur une petite crête (crête ampullaire) que se trouvent les cellules ciliées, où vont se terminer les dernières ramifications du nerf vestibulaire. Les cils de ces cellules sont unis entre eux et surmontés par une masse homogène, la cupule. Les ampoules constituent la partie essentielle de l'organe sensoriel ; c'est de là que part le réflexe.

Ces ramifications vestibulaires réunies en un faisceau forment le nerf vestibulaire, qui suit la voie du conduit auditif interne et va se jeter au niveau du bulbe dans une masse grise : *le noyau de Deiters*. De ce noyau partent des fibres ascendantes allant au cervelet (faisceaux vestibulo-cérébelleux) et aussi aux noyaux moteurs de l'œil, notamment aux noyaux de l'abducteur et de l'oculo-moteur commun (faisceaux vestibulo-oculaires). Des fibres descendantes partent également du noyau de Deiters et se rendent aux cellules des cornes antérieures de la moelle (faisceaux vestibulo-spinal). On admet aussi que des fibres réunissent le noyau de Deiters au noyau du pneumogastrique, ce qui explique la production possible de nausées, vomissements, quand le noyau de Deiters est excité.

La figure 3 schématise en gros ces connexions essentielles. Ceux qui voudront avoir des notions précises sur ces connexions très intéressantes, mais fort compliquées, pourront se reporter à Thomas : le *Cervelet*, 1897 et Coutela : *Thèse de Paris*, 1908.

Considérations physiologiques. — L'excitation vestibulaire serait provoquée par le mouvement de l'endolymphe. Ce mouvement produirait un choc sur la cupule, ce qui amènerait un tiraillement des cils des cellules ciliées. Ce tiraillement serait le point de départ du reflexe qui de là va vers les centres. Cette conception de la production de l'excitation labyrinthique par un mouvement endo-lymphatique n'est qu'une hypothèse, mais c'est une hypothèse logique, car elle repose sur une expérience de physiologie expérimentale (expérience d'Ewald), qui est confirmée par les faits.

Cette expérience est indispensable à bien connaître. Elle nous permettra de comprendre et d'interpréter les épreuves.

Expérience d'Ewald. — Ewald plombe en son milieu le canal semi-circulaire horizontal d'un pigeon, le droit par exemple. Entre le plombage et l'ampoule, il perfore un trou et, à l'aide d'un dispositif terminé par une poire, il comprime le liquide endo-lymphatique. Ce liquide ne pouvant fuir en

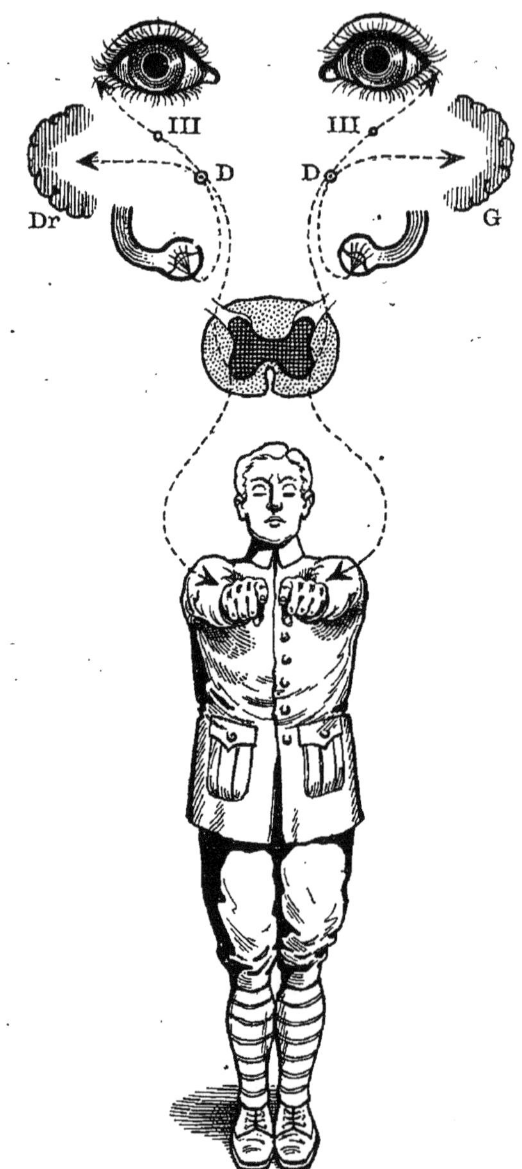

Fig. 3. — Le labyrinthe vestibulaire est en connexion
avec les yeux, le cervelet, la moelle.

A l'état normal, les noyaux de Deiters (D), droit et gauche, sont
dans un égal tonus : les yeux, le tronc, les extrémités sont en
parfait équilibre.

arrière à cause du plombage est forcément refoulé
en avant vers l'ampoule, où il va impressionner les
cellules ciliées. Par cette expérience, Ewald provo-
qua un vif nystagmus à droite, c'est-à-dire dirigé

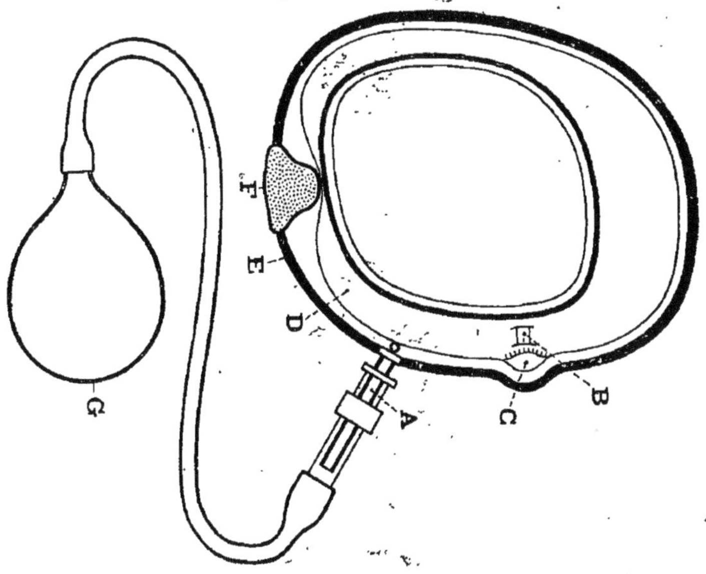

FIG. 4. — *Expérience d'Ewald.*
F plombage ; E canal semi-circulaire osseux ; D espace
endo-lymphatique ; A dispositif pneumatique; C crête ampullaire ;
B cupule ; G poire.

vers le canal excité. Dans un second temps, il fait
une aspiration du liquide endo-lymphatique, ce qui
détermine un mouvement de ce liquide de l'ampoule
vers l'arc et Ewald obtient alors un léger nystagmus dirigé du côté opposé au labyrinthe excité (fig. 4).

Conclusion : *le flux endo-lymphatique qui, dans
le canal semi-circulaire horizontal, est dirigé de l'arc*

vers l'ampoule (ampullopète) détermine un fort nys-tagmus horizontal du côté de l'oreille excitée ; le flux endo-lymphatique allant de l'ampoule vers l'arc (ampullofuge) détermine un léger nystagmus horizontal du côté opposé à l'oreille excitée.

Ewald a fait la même expérience sur les canaux verticaux et il a trouvé que *la loi était inverse :* le mouvement ampullopète détermine un nystagmus rotatoire du côté opposé, le mouvement ampullofuge un nystagmus rotatoire du côté excité.

I

NYSTAGMUS VESTIBULAIRE

Caractères. — On donne en général le nom de « nystagmus » à toute oscillation du globe oculaire. Le nystagmus qui a un origine labyrinthique, présente des caractères spéciaux : il est bilatéral, c'est-à-dire qu'il s'étend aux deux yeux ; rythmique, c'est-à-dire qu'il a une oscillation lente et une oscillation rapide ; enfin, il augmente d'intensité quand le sujet tourne les yeux du côté de l'oscillation rapide ; il diminue d'intensité, à mesure que le sujet tourne les yeux du côté de l'oscillation lente.

L'oscillation lente serait d'origine vestibulaire, l'oscillation rapide d'origine centrale. Dès que, par suite de l'excitation vestibulaire se produit l'oscillation lente (qui ne se manifeste pas à la vue), aussitôt le centre intervient pour la corriger et dans sa hâte, par un excès de zèle, il ramène l'œil brusquement non seulement à sa première position, mais au delà. Ce qui semble bien prouver que l'oscillation lente est vestibulaire et l'oscillation rapide centrale, c'est que cette dernière n'apparaît plus quand le sujet est sans connaissance ou qu'il est sous l'anesthésie générale.

Quoi qu'il en soit, l'oscillation rapide étant la plus visible, on l'utilise (quoique n'étant pas la vestibulaire) pour désigner la direction du nystagmus.

Recherche. — Le malade est assis ; on découvre le globe oculaire en soulevant sa paupière supérieure et on lui dit de regarder l'index de l'observateur placé à 50 centimètres devant lui. Puis, on porte l'index à 50 centimètres latéralement et on dit au malade (qui doit toujours garder la tête en position droite) de le suivre avec ses yeux.

Il faut savoir que parfois peut apparaître chez un sujet normal un « nystagmus physiologique » dans les positions latérales du regard ; que, d'autre part, au contraire, par l'effort instinctif que peuvent faire les yeux en fixant les objets rapprochés, un nystagmus vrai, mais léger, pourra être annihilé par cet effort musculaire. Aussi sera-t-il utile pour supprimer l'accommodation de mettre au sujet des lunettes à verres dépolis ou recouvertes simplement de papier. Dans ce cas, l'observation sera faite en regardant par-dessus les lunettes. Comme nous le verrons plus loin, on pourra également utiliser l'oto-goniomètre de Brünings. Pour bien voir les petites secousses, on pourra employer la loupe, en fixant un petit vaisseau conjonctival à l'angle de l'œil.

Direction. — Rappelons la loi établie par les expériences physiologiques de Flourens : chaque canal semi-circulaire détermine un nystagmus dans son plan, c'est-à-dire le canal horizontal produit un nystagmus horizontal, le canal frontal un nystagmu frontal, le canal sagittal un nystagmus sagittal. Ains le nystagmus horizontal à gauche se caractérisera par un mouvement rapide de l'œil vers la gauche, suivant l'horizontale, avec oscillation lente de retour;

le nystagmus dans le plan sagittal, par exemple en haut, se caractérisera par un mouvement rapide des yeux vers le haut et un mouvement lent de retour vers le bas ; le nystagmus dans le plan frontal vers la gauche se caractérisera par un mouvement rapide des yeux dans le plan frontal avec inclinaison vers la gauche du méridien passant par le centre de la cornée et mouvement lent de retour (fig. 5). — —

Tels sont les résultats des expériences physiologiques de Flourens. Mais, en clinique, vous n'observerez que deux sortes de nystagmus : l'horizontal, témoignant d'une excitation du canal horizontal et

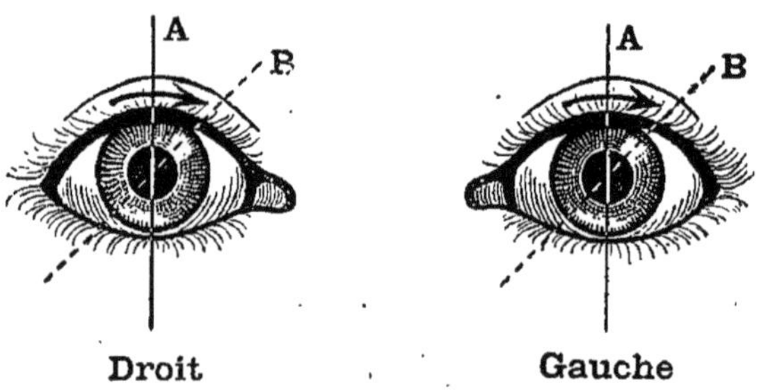

Fig. 5. — Nystagmus frontal (rotatoire)
A Méridien passant par le centre de la cornée;
B son inclinaison vers la gauche.

le rotatoire, témoignant de l'excitation des canaux verticaux. Les canaux verticaux, frontal et sagittal, n'étant pas, en raison de leur orientation (voir considérations anatomiques) dans un plan frontal ou sagittal par rapport au crâne, ne sauraient en effet produire un pur nystagmus frontal ou sagittal. En outre, si l'on veut bien se rappeler que les extrémités non ampullaires des canaux verticaux sont réuniès par une branche commune, on comprendra que ces canaux soient solidaires dans leur réaction. En excitant l'un, on excite l'autre ; il y a impossibilité de faire l'excitation isolée de l'un de ces canaux.

Voici les signes par lesquels on désigne les diverses formes de nystagmus, par rapport au malade.

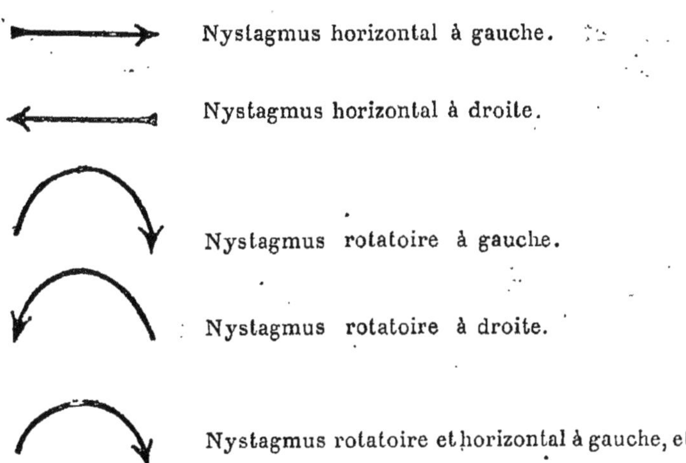

Nystagmus horizontal à gauche.

Nystagmus horizontal à droite.

Nystagmus rotatoire à gauche.

Nystagmus rotatoire à droite.

Nystagmus rotatoire et horizontal à gauche, etc.

Grandeur. — Il semble bien qu'il existe un rapport entre l'importance de l'excitation et la grandeur du nystagmus, c'est-à-dire l'étendue du mouvement oculaire. Plus l'excitation est forte, plus le nystagmus est fort. Mais nous ne connaissons pas la formule de ce rapport proportionnel. Buys (de Bruxelles), à l'aide de son *nystagmographe*, a pu cependant enregistrer les secousses nystagmiques et les mesurer. Cet appareil consiste en deux ampoules de caoutchouc que l'on applique sur les globes oculaires et qui y sont maintenues par un lien élastique ; elles sont reliées par deux tubes minces de caoutchouc à un tambour de Marey ; l'œil transmet ses mouvements qui y sont enregistrés comme les mouvements du cœur dans le cardiographe.

C'est un appareil de technique très délicate qui servira surtout dans des études physiologiques.

Dans la pratique courante, nous pourrons nous contenter des données suivantes : un nystagmus qui ne se manifeste que dans la position extrême du regard du côté de l'oscillation rapide est un nystagmus du *premier degré*. Un nystagmus qui déjà se manifeste quand le regard du sujet est dirigé directement devant lui est un nystagmus du *deuxième degré*. Un nystagmus qui se produit encore dans la position extrême du regard du côté de l'oscillation lente est un nystagmus du *troisième degré*.

Nystagmus spontané.

Nous avons vu plus haut que quelques personnes peuvent présenter à l'état normal un léger nystagmus dans la position extrême du regard à droite ou à gauche. C'est le « nystagmus physiologique » ; il faut en être averti. Généralement on n'observe pas de nystagmus spontané chez l'individu normal : les noyaux de Deiters sont dans un égal état de tonus qui tient en équilibre les muscles oculaires droits et gauches. Mais, si une cause pathologique survient, par exemple l'invasion d'un labyrinthe par une suppuration, le pus excitera les terminaisons nerveuses et exagérera le tonus de ce côté ; on verra alors apparaître un nystagmus dirigé vers le côté malade. Quand le pus aura fait son œuvre de destruction, à la période d'excitation succèdera une période d'anesthésie et le nystagmus sera dirigé du côté opposé à l'oreille malade. Enfin, dans une troisième phase, le labyrinthe sain relâchera peu à peu son tonus ; l'équilibre finira par s'établir, le nystagmus spontané s'affaiblira puis disparaîtra. Ainsi, le nystagmus spontané vestibulaire a donc, comme on le voit, une *tendance progressive à décroître*.

Il s'accompagne souvent de vertiges et de troubles de l'équilibre.

Ces *vertiges* ont de grandes variations individuelles : les uns, avec un très fort nystagmus, ont à peine quelques vagues sensations vertigineuses ; d'autres accusent des vertiges très violents, tout en ne présentant que quelques secousses nystagmiques. Quand ils sont accentués, ces vertiges sont caractérisés par un pseudo-déplacement des objets extérieurs dans le sens de l'oscillation rapide du nystagmus et aussi par une sensation de déplacement du corps lui-même du malade dans le même sens.

Les *troubles de l'équilibre* peuvent aussi se manifester à des degrés fort variables : on pourra observer de la simple titubation (marche en canard avec écartement des jambes), de la déviation de la marche, enfin les troubles pourront arriver à la chute.

La déviation de la marche sera recherchée par l'excellente *épreuve de Babinski-Weil*. Le sujet est placé, les yeux fermés, à l'une des extrémités d'une grande pièce (4 à 5 mètres de long, sur 4 à 5 mètres de large). On lui ordonne de la parcourir dans toute sa longueur, en avançant et en reculant, sans ouvrir les yeux et sans s'arrêter. Il fait ainsi une

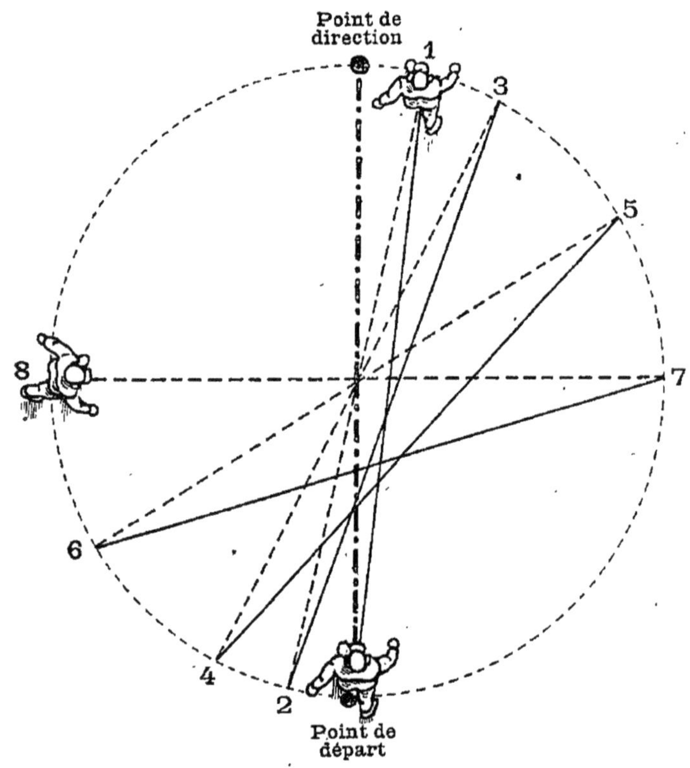

Fig. 6. — *Epreuve de Babinski-Weil.*
Les traits pleins indiquent la marche en avant ;
les pointillés, la marche en arrière
(d'après Bourgeois et Sourdille) [1]

série de voyages aller et retour. Un sujet normal ne dévie guère ou tout au moins ne dévie pas dans le

1. *Otites et surdités de guerre.* Masson, 1917.

même sens. Le labyrinthique au contraire dévie à peu près toujours de la même façon : dans la marche en avant, il dévie régulièrement vers un seul côté et dans la marche en arrière, il dévie en sens inverse, de telle façon qu'il finit par marcher sur une direction perpendiculaire à la direction de départ (fig. 6).

Les *épreuves de von Stein* permettent également de déceler les troubles labyrinthiques, même légers. Cet auteur a décrit 31 épreuves assez compliquées. En général on se contentera des épreuves suivantes : *sur les deux pieds* : marche en avant et en arrière ; saut en avant et en arrière. *Sur un pied* : station, puis saut en avant et en arrière. Le labyrinthique a tendance à tomber du côté malade. (Voir les détails dans Escat.(Technique oto-rhino-laryngo) et Moure et Cauzard. (Soc. f. de laryng., 1909.)

D'autres fois, les troubles de l'équilibre pourront arriver jusqu'à la chute ; elle se fait en général du côté du labyrinthe atteint, c'est-à-dire du côté opposé à la direction du nystagmus, du côté de son oscillation lente. Mais, fait caractéristique, *la direction de la chute varie avec la position de la tête, c'est-à-dire avec la direction du nystagmus.* Soit une lésion du labyrinthe droit, avec nystagmus à gauche et chute à droite : tournons la tête du malade de 90° vers la gauche (en lui faisant faire « à gauche alignement ») ; le labyrinthe malade est devenu antérieur, le nystagmus est dirigé en arrière, le malade tombera en avant ; tournons la tête à 90' vers la droite, le labyrinthe malade est devenu postérieur, le nystagmus est dirigé en avant, la chute se fera en arrière, etc.

Ce rapport fixe entre la direction de la chute et

la position de la tête est caractéristique des lésions labyrinthiques.

Pourquoi la chute dans les lésions labyrinthiques accompagnées de vertiges et de nystagmus se fait-elle du côté opposé au nystagmus?

On a essayé de l'expliquer de la façon suivante. Soit une labyrinthite droite, avec nystagmus à gauche et vertiges. Le malade voit les objets extérieurs se mouvoir vers la gauche, du côté de l'oscillation rapide du nystagmus et lui-même se sent tourner vers la gauche. Alors, pour corriger ces pseudo-sensations, survient instinctivement une contre-réaction de son corps, celle-ci réelle, qui le fait tomber du côté opposé, c'est-à-dire à droite.

En réalité, il est rare dans les maladies graves du labyrinthe, accompagnées de vertiges, de pouvoir observer ces troubles de l'équilibre, car les malades sont obligés de garder le lit. Mais ici, alors, un fait à retenir, c'est que ces malades se couchent du côté sain, c'est-à-dire du côté de l'oscillation rapide du nystagmus. On comprend pourquoi. Supposons un malade ayant une labyrinthite droite, avec nystagmus vers la gauche. Chaque fois qu'il tourne les yeux à gauche, c'est-à-dire du côté de l'oscillation rapide, le nystagmus augmente et aussi le vertige. En se couchant à gauche, le malade réduit au minimum son champ visuel à gauche et peut regarder à droite sans déclancher le vertige, qui est pour lui le symptôme le plus pénible.

Le nystagmus spontané peut également avoir une origine cérébelleuse. Les connexions anatomiques

2

entre le cervelet et le noyau de Deiters, et celles-ci avec les noyaux oculo-moteurs suffisent pour faire comprendre la genèse de ce nystagmus. Le nystagmus cérébelleux se différencie du nystagmus vesticulaire par ce fait : *a)* qu'au lieu d'avoir une tendance à décroître, il a au contraire *une tendance à augmenter d'intensité*; *b)* son changement de direction par le changement de la position de la tête ne *modifie pas la direction de la chute, qui reste invariable.* Soit, par exemple, une lésion du cervelet gauche, avec nystagmus spontané à gauche et chute à gauche. Tournons la tête du malade de 90° vers l'épaule gauche, le nystagmus spontané, qui a suivi le mouvement de la tête, frappe maintenant d'avant en arrière, mais nous constatons que la chute n'a pas changé de direction : elle se fait toujours à gauche.

Le nystagmus spontané peut avoir dans certains cas une valeur séméiologique de grande importance. Ainsi, quand un labyrinthe est totalement inexcitable (le labyrinthe opposé étant sain) la présence d'un nystagmus spontané dirigé de ce côté signifie lésion rétro-labyrinthique, c'est-à-dire le plus souvent abcès du cervelet.

Disons enfin que la présence d'un nystagmus spontané n'indique pas absolument une affection du labyrinthe ou du cervelet; il peut simplement, quoique rarement, être symptomatique d'irritations fonctionnelles (troubles nerveux, troubles vaso-moteurs, etc).

II

RÉACTIONS SPONTANÉES DE MOUVEMENTS
DU TRONC ET DES EXTRÉMITÉS

Rappelons qu'il y a trois lobes dans le cervelet, un lobe médian, constitué par le vermis supérieur et inférieur, et deux lobes latéraux ou hémisphères cérébelleux.

La physiologie nous enseigne que le cervelet a pour rôle de *coordonner* les mouvements nécessaires pour l'exécution correcte d'un ordre donné par le cerveau. Nous voulons, par exemple, étendre le bras ; au moment même où l'ordre venu du cerveau commence à s'exécuter, le cervelet, immédiatement averti, coordonne les diverses contractions musculaires (muscles agonistes et antagonistes) nécessaires pour l'exécution correcte de ce mouvement.

De telle sorte qu'il y aurait, dans l'écorce du cervelet, pour les membres du même côté et la moitié du tronc du même côté, non pas des centres moteurs (comme au cerveau) mais bien des *centres de direction de mouvements* pour chaque articulation ; il y aurait dans chaque hémisphère : centre pour le mouvement d'adduction, centre pour l'abduction, centre pour l'élévation, centre pour l'abaissement ;

dans l'écorce du vermis : centres pour la musculature de la tête et du tronc.

Ces centres de direction, centres de tonus, agiraient à la façon de deux rênes entre lesquelles se meuvent les extrémités et le tronc. Si elles sont également tendues, tout va normalement ; si l'une d'elle est relâchée ou contracturée, on constatera *une déviation*.

On peut donc avoir dans les affections du cervelet des mouvements réactionnels spontanés du tronc et des extrémités.

1° *Recherche des mouvements spontanés du tronc.* — « Les cérébelleux, dit Babinski, tombent d'une seule pièce, sans esquisser de geste de défense, et sans chercher à reprendre l'équilibre. » A côté de ces chutes massives, on observe le plus souvent des tendances à la chute qu'il faut rechercher. Pour cela, mettez le sujet droit en position de Romberg (yeux fermés, pieds joints), voyez s'il y a tendance à la chute et, dans ce cas, notez de quel côté elle se fait. Modifiez la position de la tête, en la faisant tourner à droite et à gauche, en la faisant porter en bas et en haut, et voyez si la direction de la chute se modifie. Vous constaterez que, dans les affections cérébelleuses, comme nous l'avons vu plus haut, la direction de la chute reste invariable ; elle se fait toujours dans la même direction, sans être influencée par les changements de position de la tête.

2° *Recherche des mouvements spontanés des extrémités.* — La recherche de ces mouvements se fera aux membres supérieurs, où l'observation est plus aisée. Il faut les recherchcr à l'épaule, à l'avant-bras, au poignet.

A l'épaule. — Faites étendre les deux bras du sujet horizontalement directement devant lui, et éloignés l'un de l'autre de toute la largeur du corps ; les deux index allongés, les autres doigts repliés, comme pour « faire les cornes » (Hautant), le malade fermant les yeux. A l'état normal, les bras gardent leur position. A l'état pathologique, par exemple s'il y a lésion d'un centre cérébelleux droit, le bras droit est entraîné dans un mouvement lent de déviation, tandis que le bras gauche garde sa position.

A l'avant-bras. — Pour interroger l'articulation de l'avant-bras, il importe que le bras du sujet soit bien appliqué contre le corps, de façon à immobiliser l'articulation de l'épaule. Ordonnez au malade de toucher avec son index un objet fixe placé au devant de lui et situé sur la ligne médiane, ou bien l'index de l'observateur lui-même. Ce mouvement doit être répété très rapidement, le sujet ayant d'abord les yeux ouverts, puis les yeux fermés. Vous constaterez qu'à l'état normal, il ne se trompe jamais et qu'il touche toujours correctement l'objet ou l'index du médecin. Au contraire, si un centre de direction est lésé, il déviera en dedans ou en dehors, etc... suivant le centre atteint..

Au poignet. — On place l'avant-bras du malade sur le dossier d'une chaise, la main en pronation, le poignet fléchi, l'index allongé. La main exécute une série de mouvements dans le sens de « pigeon vole » (Hautant) et on ordonne au malade de toucher avec son index, quand il l'abaisse, le doigt que le médecin tend devant lui ou un objet fixe. La première partie de l'épreuve est faite les yeux ouverts, mais la deuxième ensentielle les yeux fermés. Un individu normal exécute parfaitement ces ordres, et, sans faire de fautes, chaque fois il touche l'objet désigné. Mais s'il existe par contre une lésion d'un centre du cervelet, le sujet dévie.

Ainsi, soit pour le bras, l'avant-bras, le poignet, la déviation spontanée pourra s'observer et elle pourra s'observer dans toutes les directions, suivant le centre lésé.

Disons tout de suite que souvent cette déviation spontanée ne s'observe pas ou plus exactement elle ne s'observe que lorsque la lésion cérébelleuse *est récente*.

TECHNIQUES DE RECHERCHE DU NYSTAGMUS PROVOQUÉ
ET DES RÉACTIONS PROVOQUÉES DU TRONC
ET DES EXTRÉMITÉS

Nous avons appris à reconnaître les symptômes objectifs spontanés (nystagmus spontané, réactions spontanées de mouvement). Nous allons maintenant rechercher les symptômes objectifs provoqués : nystagmus provoqué, réactions provoquées du tronc et des extrémités.

Ces reflexes, on les détermine généralement par la calorique (irrigation de l'oreille à l'eau froide ou à l'eau chaude) ou par la rotation. Nous verrons qu'on peut aussi les produire par l'épreuve pneumatique (compression ou raréfaction de l'air du conduit auditif) dans certains cas, et aussi par l'épreuve du courant galvanique (Babinski).

Cas spécial où il existe un nystagmus spontané. — Avant de commencer toute épreuve, il faut l'annihiler ou le réduire le plus possible. Pour cela placez l'oto-goniomètre (que nous décrirons plus loin) autour du front du malade, le miroir latéralisé du côté de l'oscillation lente, jusqu'à disparition ou à peu près de toute secousse nystagmique.

Epreuve calorique.

Cette épreuve se fait en injectant dans le conduit auditif externe de l'eau chaude ou de l'eau froide, l'eau doit être au-dessus ou au-dessous du degré calorique 37° de l'endolymphe. On réchauffe ainsi ou on refroidit l'oreille moyenne et aussi les canaux semi-circulaires. On emploie habituellement l'eau froide. Les molécules d'endolymphe refroidies s'abaissent, les autres plus chaudes s'élèvent ; on obtient de cette façon le mouvement, le flux endo-lymphatique qui va déterminer l'excitation labyrinthique. Faisons-nous mieux comprendre : soit un récipient à minces parois et rempli d'eau à 37°. Si l'on irrigue une de ses parois avec de l'eau à 20°, par exemple, on va produire un refroidissement de la paroi et aussi un refroidissement des molécules d'eau en contact avec cette paroi. Comme l'eau froide

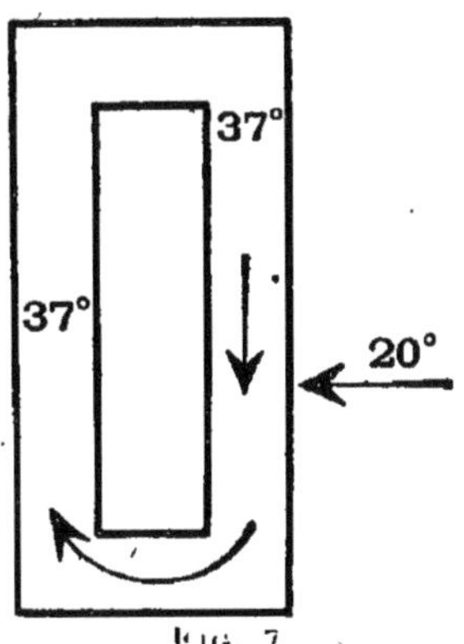

Fig. 7.

est plus lourde que l'eau chaude, les molécules refroidies descendent et à leur place viennent des molécules plus chaudes qui, à leur tour, se refroidiront et descendront. Il se produira donc dans le récipient un courant du liquide dans le sens des flèches. Ainsi se passent les choses dans les canaux semi-circulaires (fig. 7).

L'épreuve calorique comporte deux techniques,

l'une très simple de Barany, l'autre un peu plus compliquée, nécessitant une instrumentation spéciale, mais visant à plus de précision, celle de Brunings.

Technique de Barany. — On emploie un bock placé à 30 centimètres de hauteur et contenant de l'eau à 27° ; à l'aide d'une canule auriculaire, on irrigue le conduit auditif. Le malade est assis, la tête en position droite. On lui dit de regarder le doigt du médecin porté latéralement à 50 centimètres du côté opposé à l'oreille irriguée. Aussitôt qu'on ouvre le robinet, on met le chronomètre en marche et on guette le moment où apparaît le nystagmus. On compte : *a)* le temps qui a été nécessaire pour faire apparaître le nystagmus, *b)* le temps de durée de ce nystagmus provoqué. A l'état normal, l'apparition des premières secousses se fait au bout de trente à quarante secondes et il persiste cent secondes.

Si le reflexe est peu ou pas visible avec de l'eau à 27', on refait l'épreuve avec de l'eau à 20° ou même à 15°.

Cette épreuve peut se faire également sur le malade couché.

L'expérience montre qu'on obtient de cette façon un nystagmus *rotatoire et horizontal* du côté opposé à l'oreille irriguée. Pourquoi ? Rappelez-vous la loi d'Ewald. Dans la position tête droite où nous avons placé le malade, on refroidit le canal vertical antérieur et aussi le canal semi-circulaire externe. Dans le canal vertical antérieur, on détermine un mouvement endolymphatique allant de l'arc vers l'ampoule (ce qui entraîne un nystagmus du côté opposé d'après la loi d'Ewald pour les canaux verticaux et rotatoire puisqu'il s'agit d'un canal vertical). Dans le canal semi-circulaire externe, on détermine un mouvement allant de l'ampoule vers l'arc (ce qui entraîne un nystagmus horizontal du côté opposé d'après la loi d'Ewald pour les canaux horizontaux). C'est donc bien un nystagmus rotatoire et horizontal du côté opposé à l'oreille irriguée que nous devions obtenir (fig. 8).

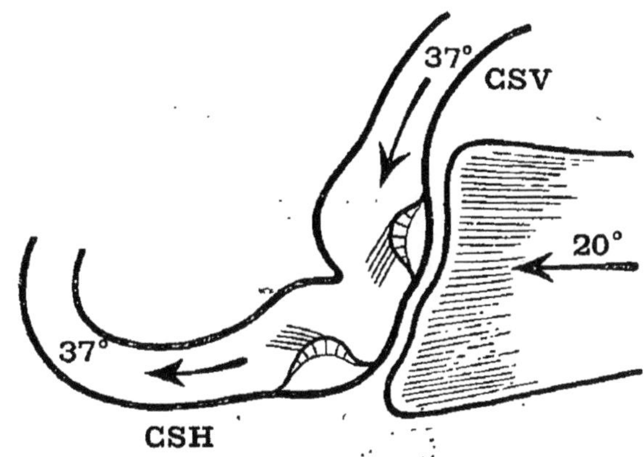

Fig. 8. — Réfrigération du canal vertical supérieur (CSV) et du canal semi-circulaire horizontal (CSH)

Technique de Brünings. — Cet auteur a perfectionné la technique précédente. Il s'est proposé : *a)* de placer les canaux et les yeux du malade dans la position où le nystagmus peut se produire avec le minimum d'excitation ; *b)* de faire la détermination quantitative du reflexe.

Pour remplir la première indication, il s'adresse

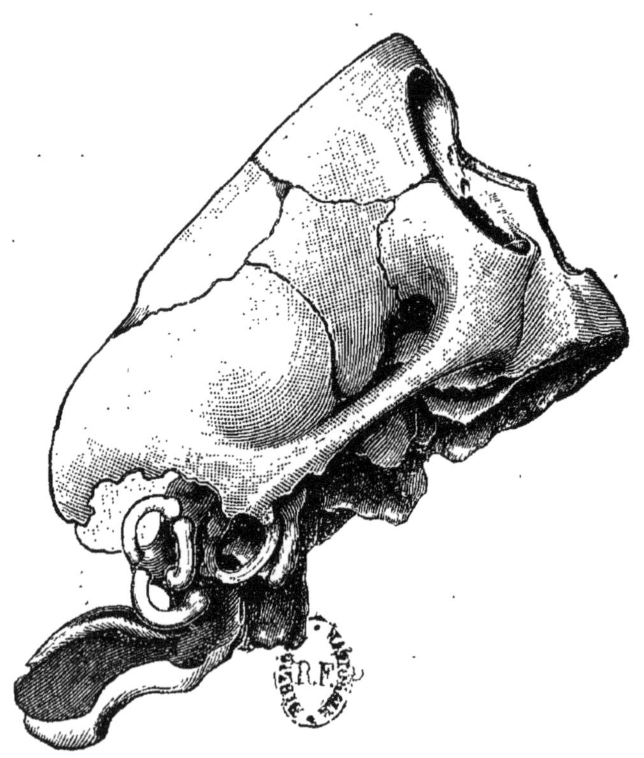

Fig. 9. — *La tête est portée à 60° en arrière.*

Le canal semi-circulaire externe est amené à la verticalité.

au canal semi-circulaire externe qui, par sa situation rapprochée de la caisse, est susceptible d'être facilement impressionné. Mais si l'on veut bien remarquer que le mouvement endo-lymphatique dans un canal qu'on refroidit sera d'autant plus actif que ce canal se rapprochera de la verticalité, il est facile de comprendre que, dans sa position naturelle, le canal horizontal est dans de fort mauvaises conditions d'excitabilité. Pour le placer dans les conditions les plus favorables, il faut donc le rendre vertical, ce qu'on obtiendra en portant la tête du malade à 60° en arrière. Cette position, Brünings l'appelle : *première position optima* (fig. 9).

Mais Brünings a fait en outre remarquer que, si de cette première position, on incline la tête de 45° vers l'oreille irriguée, on produit une inclinaison du canal semi-circulaire externe qui favorise la chute de l'endolymphe. *C'est la deuxième position optima,* dans laquelle le nystagmus se produit avec encore moins d'excitation que dans la première. En pratique, c'est la première position qui est généralement employée.

Afin de régler d'une façon précise et toujours de même la position du canal et aussi des yeux, Brünings se sert d'un instrument : *l'oto-goniomètre.* Il se compose d'un bandeau frontal portant deux demi-cercles : l'un fixe horizontal, l'autre mobile dans le sens vertical. L'oto-goniomètre porte une tige indicatrice à laquelle est fixé le demi-cercle qui se meut dans le sens vertical. On place d'abord l'indicateur horizontalement, le sujet tenant la tête en position droite, c'est-à-dire les apophyses zygomatiques étant dans un plan bien horizontal. Ensuite on lève la tige indicatrice jusqu'à faire un angle de 30° : dans cette position, la tige coïncide avec le plan du canal semi-circulaire externe. Alors, on porte la tête du malade en arrière jusqu'à ce que la tige ait une position verticale ; le canal semi-circulaire externe est à ce moment dans sa première position optima.

Sur le demi-cercle fixe horizontal du goniomètre se meut un autre indicateur portant à son extrémité un miroir plan. En portant cet indicateur sur le demi-cercle latéralement jusqu'à l'angle marqué 50', on obtient la position précise où doit se porter le regard pour qu'on puisse constater l'apparition des plus légères secousses nystagmiques. Il ne faut pas dépasser cette position latérale, car on pourrait provoquer des contractions musculaires pouvant troubler les résultats. Le miroir plan est destiné à empêcher le malade de faire des efforts d'accommodation, en l'obligeant à regarder dans le miroir un objet placé au loin dans la salle (fig. 10).

Brünings a trouvé également une position dans laquelle le canal horizontal se trouve dans les plus mauvaises conditions d'excitabilité et les canaux verticaux dans les meilleures. Il suffit pour l'obtenir de tourner la tête du malade placée dans la première position optima pour le canal horizontal (tête à 60° en arrière) dans un angle de 45° du côté opposé à l'oreille examinée. Dans cette position, les canaux verticaux seuls sont actionnés, on obtient un nystagmus rotatoire.

Pour remplir la deuxième indication (détermina-

tion quantitative du reflexe nystagmique), Brünings
fait la mesure de l'excitant, c'est-à-dire qu'il mesure
la quantité d'eau qui a dû être utilisée pour déclancher le réflexe. Il emploie pour faire l'irrigation un
appareil, *l'oto-calorimètre*, constitué par un récipient
supérieur (avec entonnoir plongeant très-bas, et thermomètre) qui laisse écouler l'eau à une vitesse cons-
tante (application du vase de Mariotte) et par un
récipient gradué qui la reçoit. Les deux récipients
sont fixés sur une planche de bois ; de chaque récipient part un tube de caoutchouc qui va se fixer à
un embout auriculaire spécial destiné à être introduit
hermétiquement dans le conduit. A l'extrémité de
l'embout auriculaire se trouve un mince tube en
caoutchouc qui amène l'eau jusqu'à proximité du
tympan, sans possibilité de le léser. Le thermomètre
placé dans le récipient supérieur permet de contrôler
la température de l'eau. Enfin, dans le récipient destiné à recevoir l'eau se trouvent deux notations : l'une
destinée à l'épreuve avec l'eau à 27' porte à la hauteur de 68 centimètres cubes la marque 1. Brünings
a trouvé qu'il faut en général faire passer 68 centi-
timètres cubes d'eau à 27" pour provoquer le nystagmus dans la première position optima du canal
horizontal et si le regard est dirigé à 0 m. 50 latéralement. Ce chiffre 1 représente donc l'excitabilité
normale. Une échelle au-dessous et au-dessus indique
l'hyper ou l'hypoexcitabilité. Une autre échelle est
établie pour l'épreuve faite avec de l'eau à 20" ; elle
ne comporte pas d'échelle au-dessous de la normale,
puisqu'elle est faite pour des labyrinthes difficile-
ment excitables (fig. 10).

Disons tout de suite que, dans la pratique, faite de

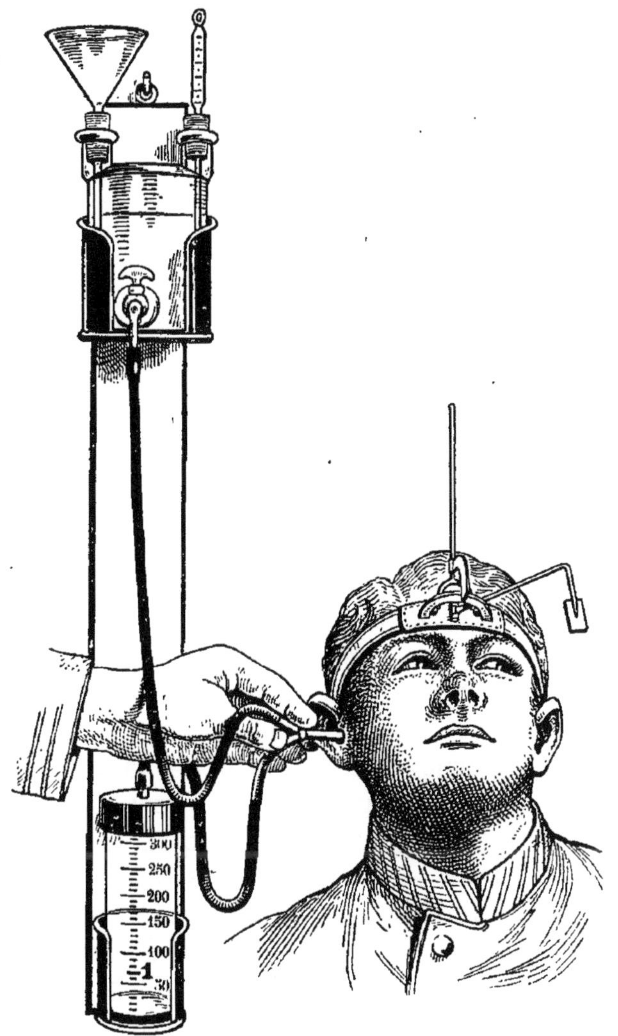

Fig. 10. — Technique de l'épreuve calorique
avec l'oto-calorimètre et l'oto-goniomètre.

cas pathologiques, de nombreuses causes viendront

troubler les résultats : la violente congestion de la
caisse dans l'otite aiguë, la présence de fongosités,
de masses cholestéatomateuses dans l'otite chronique
retarderont la réfrigération; une large perforation
tympanique avec suppuration favorisera au contraire la réfrigération. Aussi les chiffres donnés par
Brünings sont-ils très relatifs.

Décrivons maintenant *la technique* de l'épreuve
elle-même. Supposons l'examen du vestibule droit
(fig. 10).

Le calorimètre est suspendu au mur à une hauteur
telle que la tête du malade se trouve à peu près
entre les deux récipients. On remplit le récipient
supérieur (après avoir enlevé le thermomètre) d'eau
à 27° et on replace le thermomètre. On applique
ensuite le goniomètre autour de la tête du malade ;
la tête étant en position droite, la tige est placée
d'abord horizontalement, puis on la porte à 30° vers
le haut (ce qui donne l'orientation exacte du canal
semi-circulaire externe) ; enfin, on porte la tête en
arrière jusqu'à ce que la tige devienne verticale ; le
canal semi-circulaire externe se trouve alors vertical, c'est-à-dire dans sa première position optima
d'excitabilité. Le miroir est alors porté vers la
gauche jusqu'à 50° ; on exerce le malade à regarder
au commandement (toutes les 5 secondes) tantôt
devant lui, tantôt le miroir, car un regard continu
vers le miroir peut fatiguer la musculature des yeux
et gêner l'apparition du nystagmus. L'embout auriculaire est placé dans le conduit auditif (il faut

bien tirer le pavillon en haut et en arrière pour redresser le conduit). On ouvre le robinet qui laisse écouler l'eau et on guette l'apparition des premières secousses nystagmiques. Une fois le nystagmus nettement reconnu, on arrête l'épreuve. On lit sur le verre gradué la quantité d'eau qui a été utilisée.

Si l'épreuve ne donne pas de résultat avec l'eau à 27°, il faut la recommencer avec de l'eau à 20°.

Si l'épreuve du canal horizontal est positive, inutile d'aller plus loin, l'épreuve des canaux verticaux est superflue. Si elle est négative, faites l'épreuve des canaux verticaux : la tête étant à 60° en arrière, inclinez-la de 45° vers la gauche, c'est-à-dire du côté opposé au côté irrigué. Si l'épreuve est faite sans perdre de temps, il est inutile de refroidir à nouveau l'oreille et on obtient un nystagmus rotatoire dirigé du côté opposé à l'oreille irriguée.

Voyons les résultats de l'épreuve chez un sujet normal, après réfrigération de l'oreille droite, la tête étant dans la première position optima (fig. 11).

1° Nous obtenons après le passage de 68 à 70 centimètres cubes d'eau à 27°, *un nystagmus horizontal* dirigé vers la gauche. Pourquoi ? Parce qu'en refroidissant le canal semi-circulaire horizontal mis en verticalité et dont l'ampoule est en haut, nous déterminons un mouvement endolymphatique ampullofuge, par conséquent un nystagmus du côté opposé (d'après la loi d'Ewald).

2° Si on met le sujet debout, les yeux fermés, les pieds joints, on constate une *tendance à la chute*

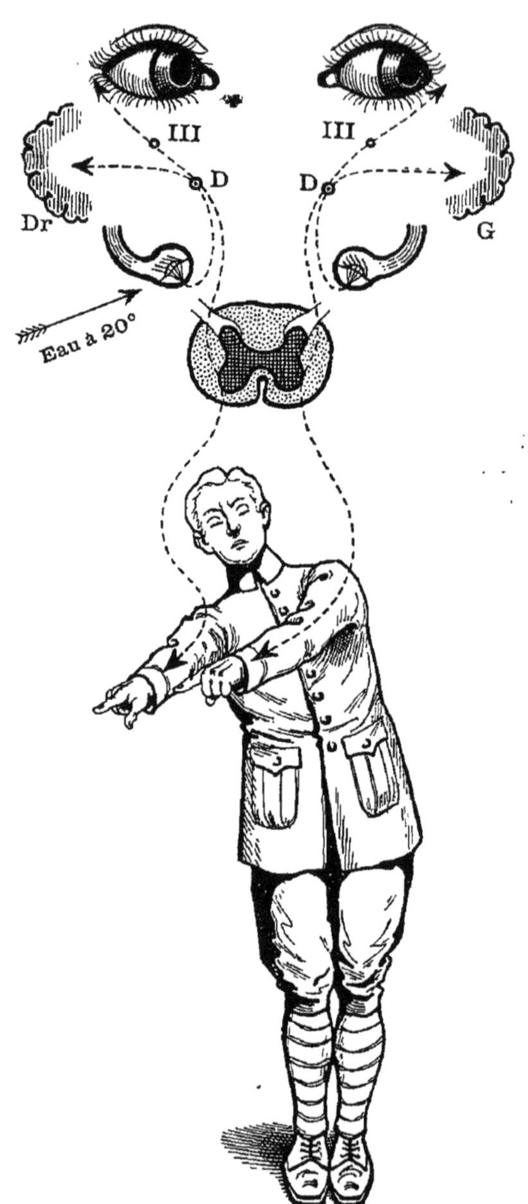

FIG. 11. — *L'épreuve calorique (réfrigération)*
de l'oreille droite normale donne :

Nystagmus horizontal à gauche. Tendance à la chute à droite et
latéralisation des bras à droite, c'est-à-dire du côté
de l'oscillation lente du nystagmus.

vers la droite, c'est-à-dire du côté opposé au nystagmus, du côté de son oscillation lente.

3° Lui fait-on mettre les bras en avant perpendiculairement au corps, on constate leur *déviation lente vers la droite*, c'est-à-dire du côté opposé au nystagmus, du côté de son oscillation lente (c'est le signe de la déviation provoquée).

Si l'on fait varier la position de la tête (ce qui amène un changement de direction du nystagmus) on constate que la direction de la chute varie et que varie également la déviation des bras : la déviation se fait dans le plan du nystagmus, et du côté opposé au nystagmus, c'est-à-dire du côté de son oscillation lente. Ainsi, dans notre exemple, la chute et la latéralisation des bras se font àdroite. Si on tourne la tête du malade à gauche (à gauche « alignement »), de façon que l'oreille droite regarde en avant, la chute se fait en avant et les bras dévient en bas ; si on tourne la tête à droite, de façon que l'oreille droite se trouve en arrière, la chute se fait en arrière, et les bras dévient en haut, etc...

Si au lieu d'utiliser l'eau froide, on utilise l'eau chaude à 40°, les résultats sont inverses.

L'épreuve calorique peut se faire sur le malade couché également.

Voyons les résultats à l'état pathologique :

1° Le réflexe nystagmique peut être *exagéré* : il se déclanche par exemple déjà après le passage de 30 à 40 centimètres cubes d'eau à 27° et si on pousse un peu on détermine des nausées, vomissements, sueurs, etc. ; on trouve cette hyperexcitabilité dans la neurasthénie, les tumeurs cérébelleuses, etc. Il peut être *diminué* : le nystagmus n'apparaît qu'après avoir fait passer 200 ou 300 centimètres cubes d'eau à 27°. Il peut être *aboli* : on ne peut arriver à obtenir aucune secousse nystagmique, même avec de l'eau à 20° ; cela se voit dans les pyo-labyrinthites, la syphilis labyrinthique, la névrite vestibulaire, etc ;

2' La déviation provoquée ne se produit pas pour une articulation déterminée et dans une direction donnée ; par exemple, la latéralisation du bras gauche se fait normalement, celle du bras droit ne se fait pas : il y a lésion cérébelleuse à droite. On peut par ce moyen reconnaître l'absence de déviation d'une ou plusieurs articulations et jusqu'à un certain point savoir quelle est la partie de l'écorce cérébelleuse qui est détruite (Barany).

Examen préalable de l'oreille ; contre-indications. — Avant de faire l'épreuve, il faut examiner le conduit auditif et s'assurer qu'il n'y a aucun obstacle empêchant l'arrivée de l'eau sur le tympan. S'il y a un bouchon de cérumen, l'enlever. La sténose prononcée du conduit est une contre-indication à la méthode. Une large perforation avec suppuration n'est pas une contre-indication, mais l'eau injectée devra être bien stérilisée. S'il existe une large perforation sèche, il faut renoncer à l'irrigation qui pourrait ramener la suppuration et remplacer l'eau froide par l'air froid, l'eau chaude par l'air chaud.

Plusieurs appareils ont été imaginés pour insuffler de l'air froid dans l'oreille. Un des plus simples est

l'appareil de Dundas-Grant. Il est formé d'un tube
de cuivre formant spirale, et recouvert d'un tissu
absorbant. Une des extrémités se place dans l'oreille
à examiner, l'autre est reliée par un caoutchouc à
une double soufflerie. Immédiatement avant l'épreuve,
on refroidit la spirale par un jet de chlorure d'éthyle
(15 secondes); le refroidissement dure soixante-quinze
secondes ; le nystagmus apparaît après trente secondes d'insufflation dans un cas normal.

Pour insuffler de l'air chaud dans l'oreille, on
peut se servir de l'appareil ordinaire producteur
d'air chaud ; l'air insufflé s'échauffe en passant autour d'un filament de platine dont on peut graduer
l'incandescence [1].

Epreuve rotatoire.

On pratique cette épreuve à l'aide d'un fauteuil
pouvant tourner autour de son axe vertical.

Examinons, par exemple, le canal semi-circulaire
gauche. Le malade est assis, les pieds reposent sur
une petite traverse, la tête appuyée en arrière est
penchée en avant de 30° environ, ce qui porte à
l'horizontalité le canal semi-circulaire externe (on
comprend, en effet, que pour que la rotation puisse
impressionner facilement ce canal, il est essentiel
qu'il soit lui-même parallèle au plan de rotation). Le
sujet ferme les yeux ; on place devant ses yeux, soit

1. Rozier (de Pau) place le serpentin dans un récipient où il est
refroidi par de la glace pilée ou réchauffé par de l'eau chaude
(Revue de laryng. 1917).

des lunettes à verres dépolis, soit l'oto-goniomètre, le miroir latéralisé à 50° vers la gauche. On imprime 10 tours de gauche à droite en vingt secondes environ et on arrête brusquement. On dit au malade de regarder dans le miroir et on observera :

1° un nystagmus horizontal vers la gauche, d'une durée de vingt-cinq secondes environ.

2' Si l'on met le sujet debout, les yeux fermés (aussitôt le nystagmus déclanché) on constate une tendance à la chute vers la droite, c'est-à-dire du côté opposé au nystagmus, du côté de son oscillation lente.

3" Lui fait-on mettre les bras en avant, perpendiculairement au corps, on constate leur déviation lente à droite, c'est-à-dire du côté opposé au nystagmus, du côté de son oscillation lente.

Si on fait varier la position de la tête, on constate que la direction de la chute varie et que varie aussi la latéralisation des bras. Tout se passe en somme comme dans l'épreuve calorique.

Pour l'examen du canal semi-circulaire droit, on fera tourner le sujet de droite à gauche; les résultats obtenus seront inverses.

Dans l'épreuve rotatoire, l'examen doit être fait sur les deux vestibules, la valeur de l'épreuve est basée sur la comparaison des résultats obtenus à gauche et à droite.

Comment la rotation produit-elle le nystagmus ? — On peut, par une expérience simple, se représenter ce qui se passe dans les canaux horizontaux par la rotation.

Soit un tube de verre circulaire, rempli de liquide et présentant sur son parcours un orifice fermé par un bouchon de liège troué et donnant passage à une plume d'oie qui va nous renseigner sur les mouvements du liquide. Le liquide figure l'endolymphe, la plume représente la cupule. Plaçons ce tube à plat sur le siège du fauteuil à la place du malade et faisons l'épreuve rotatoire. Au départ, nous observons une poussée du liquide en sens inverse de la rotation, puis le liquide reste immobile pendant toute la rotation ; mais, à l'arrêt, on note une forte poussée du liquide dans le sens de la rotation. Ces phénomènes sont identiques à ceux que nous éprouvons quand nous sommes sur la plate-forme d'un tramway : recul au départ, immobilisation pendant la marche, propulsion en avant à l'arrêt.

Les choses se passent de même chez le malade. Au début de la rotation, l'endolymphe dans le canal horizontal fait un mouvement en arrière et produit un nystagmus ; à l'arrêt, elle fait un mouvement dans le sens de la rotation et détermine un nystagmus de direction opposée au premier. Le premier nystagmus ne pouvant être observé que pendant la rotation n'a pas pour nous d'intérêt pratique ; aussi observe-t-on toujours le nystagmus à l'arrêt, le nystagmus post-rotatoire.

Pourquoi, par la rotation de gauche à droite, obtient-on un nystagmus horizontal post-rotatoire à gauche ? — Il suffit de se rappeler la loi d'Ewald. Dans le canal semi-circulaire externe gauche, l'endolymphe à l'arrêt se meut de l'arc vers l'ampoule, on aura donc un fort nystagmus à gauche. Dans le canal semi-circulaire externe droit l'endolymphe se meut de l'ampoule vers l'arc, ce qui détermine un léger nystagmus à gauche. Finalement donc, nous aurons un nystagmus horizontal vers la gauche, lequel est le résultat de l'excitation surtout du canal horizontal gauche et un peu du canal horizontal droit.

Par un raisonnement analogue, on s'expliquera pourquoi la rotation de droite à gauche produit un nystagmus horizontal post-rotatoire droit.

On a cherché à interroger, par la rotation, les canaux verticaux. Afin que leur plan soit parallèle au plan de rotation, on a coutume de dire que pour cela, il suffit de fléchir la tête en avant de 90° pour rendre horizontaux les verticaux postérieurs ou d'incliner la tête de 90° à droite ou à gauche pour rendre horizontaux les verticaux antérieurs. C'est là une erreur due à ce qu'on ne tient pas compte de l'orientation spéciale des rochers dans le crâne lui-même. Comme nous l'avons vu plus haut, les plans des verticaux postérieurs ne coïncident pas avec le plan frontal du crâne, le plan des verticaux antérieurs ne coïncident pas avec le plan sagittal du crâne ; ils font avec eux un angle de 45°. En réalité pour exciter, par exemple, le canal vertical postérieur gauche, il faudrait fléchir la tête en avant de 90°, puis la tourner à droite de 45°, comme l'a bien montré Lombard. Mais il est facile de voir (surtout avec le fantôme sous les yeux) que, dans ces conditions, on excitera en même temps le canal vertical antérieur droit devenu également parallèle.

Ainsi, la non-correspondance des plans des canaux verticaux avec les plans frontal et sagittal du crâne, le parallélisme des canaux verticaux de nom contraire expliquent l'interprétation quasi-impossible des phénomènes qu'on peut observer, et expliquent les divergences dans les résultats obtenus par les différents expérimentateurs.

En pratique, ce mode d'exploration des canaux verticaux est à abandonner ; nous ne retiendrons de l'épreuve rotatoire que l'exploration des canaux horizontaux.

Résultats. — On admet que lorsqu'un nystagmus produit après 10 tours en vingt secondes a une durée de vingt à quarante secondes, il est l'expression d'un labyrinthe normal. Un nystagmus de cinq à quinze secondes indiquerait un labyrinthe détruit vraisemblablement, car ces cinq à quinze secondes peuvent être attribuées à l'action du labyrinthe sain.

Ruttin, dans certains cas de destruction labyrinthique unilatérale ancienne (caractérisée par de la surdité totale et perte totale de l'excitation calorique) a pu observer par la rotation un nystagmus d'égale durée ou à peu près, à droite comme à gauche. C'est, dit-il, un nystagmus de « compensation ». Et en opérant de ces labyrinthes sourds et inexcitables caloriquement, il trouva non pas du pus, mais du tissu cicatriciel témoignant d'une labyrinthite guérie. Ce fait très instructif nous montre qu'il faut respecter et non trépaner un labyrinthe qui, quoique sourd et inexcitable caloriquement, donne encore un nystagmus rotatoire d'une durée égale ou à peu près égale à celle du nystagmus du côté sain.

Nota. — A défaut de fauteuil tournant, on peut faire l'épreuve rotatoire en faisant tourner le malade sur lui-même (Grivot) ou autour d'un bâton (Mouře). Il ne s'agit plus ici de rotation passive, mais de rotation active. L'excitation ne détermine généralement pas de nystagmus, mais on comprend qu'elle agisse sur la station debout et sur la marche. Grivot a proposé un graphique pour inscrire l'intensité de la déviation.

*
* *

Valeur comparée de l'épreuve calorique et de l'épreuve rotatoire

Le gros défaut de l'épreuve rotatoire, c'est que l'excitation porte sur les deux labyrinthes, qu'elle est sujette à de grandes variations individuelles, qu'elle ne peut être utilisée chez un malade couché.

L'épreuve calorique, au contraire, permet d'interroger séparément chaque labyrinthe et même isolément canaux horizontaux et verticaux ; elle a des résultats individuels moins variables ; elle peut être utilisée sur le malade couché.

Toutefois l'épreuve rotatoire ne saurait être délaissée : elle est utile, comme nous l'avons vu, pour la recherche du nystagmus de « compensation », et comme on peut avec elle déterminer des excitations vives et rapides, elle sera aussi très utile dans la recherche des mouvements réactionnels provoqués du tronc et des extrémités.

Epreuve pneumatique.

Hennebert (de Bruxelles) attira le premier l'attention sur les réflexes oculo-moteurs déterminés par la compression et l'aspiration de l'air du conduit auditif (Congrès de laryngol. de Paris, 1905). Cette épreuve pneumatique est négative chez un individu normal ; mais chez des hérédo-syphilitiques elle fut nettement positive : à la compression, Hennebert obtint un déplacement des yeux du côté examiné ; à l'aspiration, un mouvement des yeux du côté opposé. Depuis, d'autres observateurs ont corroboré ces faits, qui toutefois ne sont pas constants. Personne n'a pu jusqu'ici donner une explication plausible de cette épreuve.

Cette épreuve est d'autre part importante à pratiquer chez les suppurants chroniques de l'oreille, mais ici le mécanisme en est mieux connu. Il n'est pas rare surtout dans les cas d'otorrhées anciennes avec masses cholestéatomateuses de voir se produire, généralement au niveau du canal semi-circulaire horizontal, une petite perte de substance, par usure de la paroi osseuse, mettant ainsi à découvert le labyrinthe membraneux. Si dans ce cas, on détermine dans le conduit auditif externe une compression de l'air, on obtient un nystagmus dirigé du côté de l'oreille expérimentée ; si l'on pratique une aspiration de l'air, on obtient un nystagmus dirigé vers l'oreille opposée. C'est cette épreuve que les Allemands appellent le « fistel-symptôme », dénomination très inexacte, le mot « fistule » ne pouvant qu'induire à erreur, car il signifie généralement écoulement de pus par un orifice, ce qui n'est pas le cas ici.

On emploie, pour faire cette épreuve, une simple poire reliée à une olive par un caoutchouc. Le malade est assis, l'olive est introduite bien hermétiquement dans le conduit. Dans un premier temps, on comprime l'air (il faut aller très lentement) et on observe les yeux du sujet qui regarde droit devant lui : si l'épreuve est positive, on constate ou bien un mouvement lent des yeux du côté de l'oreille comprimée, ou bien un petit nystagmus de ce même côté, souvent accompagné de vertige. On laisse le sujet se reposer un instant et on fait, dans un deuxième temps l'aspiration, toujours lentement : si l'épreuve est positive, on observe un nystagmus du côté opposé à l'oreille examinée.

Dans le cas où le conduit est très large, par exemple chez les opérés d'évidement pétro-mastoïdien, il faut, au lieu d'une olive, se servir d'une cloche de caoutchouc recouvrant toute l'oreille.

Les deux facteurs nécessaires pour que cette épreuve puisse réussir sont : une usure osseuse de la paroi labyrinthique et une intégrité relative des organes du labyrinthe.

Par quel mécanisme se produit ce nystagmus ?

Ce nystagmus pneumatique est dû, comme le nystagmus rotatoire et calorique, à un mouvement endo-lymphatique. L'air comprimé déprime la paroi

du labyrinthe membraneux au niveau de la perte de
substance osseuse. Comme celle-ci siège le plus souvent au niveau du canal semi-circulaire horizontal,
la compression, dans la plupart des cas, détermine
un mouvement de l'endolymphe de l'arc vers l'ampoule (par conséquent détermine un nystagmus du
côté de l'oreille examinée) ; à l'aspiration, le mouvement endo-lymphatique est inverse et le nystagmus également. C'est la reproduction chez un sujet
pathologique de l'épreuve physiologique d'Ewald.

L'épreuve pneumatique est une épreuve à forte
action, non comparable à l'épreuve calorique plus
subtile. Elle peut être encore positive, alors que
l'excitation calorique est perdue, par exemple dans
la labyrinthite circonscrite. Il ne faut pas l'employer
brutalement ; on pourrait rompre des adhérences et
transformer mécaniquement une labyrinthite circonscrite en une labyrinthite diffuse.

L'épreuve pneumatique a une importante valeur
séméiologique. Quand on constate, chez un suppu-
rant chronique de l'oreille, une épreuve pneumatique positive, cela veut dire que le labyrinthe fonctionne encore, mais qu'il y a quelque part, car
l'épreuve ne permet pas de dire à quel endroit, une
perte de substance osseuse qui met à nu le laby-
rynthe membraneux. C'est l'indication absolue de
pratiquer un évidement pétro-mastoïdien ; mais l'in-
tervention, même s'il y a perte de l'excitabilité
calorique, doit s'arrêter là ; il ne faut pas trépaner
le labyrinthe, comme on l'a fait trop souvent.

Epreuve électrique de Babinski.

Si l'on fait passer un courant galvanique en appliquant les deux pôles du circuit au devant de chaque oreille, on produit une inclinaison de la tête et du tronc vers le pôle positif ; le sujet se sent entraîné de ce côté ; il a du vertige, les objets extérieurs lui semblent se déplacer vers le pôle négatif. En augmentant la force du courant on arrive à produire un nystagmus dirigé vers le côté négatif ; mais l'épreuve alors est assez pénible à supporter. Cet ensemble de phénomènes constitue le *vertige voltaïque*.

L'instrumentation comporte : une batterie de 24 éléments groupés en tension, avec un rhéostat permettant d'augmenter ou de diminuer l'intensité du courant; un milliampèremètre pour la mesurer; deux fils conducteurs, avec deux petits électrodes de 2 à 3 centimètres de largeur.

Le malade est debout, les yeux fermés, les pieds joints, l'observateur devant lui. On applique les électrodes, imbibée d'eau salée, au devant de chaque tragus. L'aide augmente le courant lentement, progressivement, l'œil fixé sur le milliampèremètre, toujours prêt à s'arrêter aussitôt que l'observateur le lui dit. Si l'on intercepte brusquement le courant, la tête reprend sa position normale (fig. 12).

Résultats. — A l'état normal, quand l'intensité du courant atteint 2 milliampères (d'après Babinski), 4 à 8 milliampères (d'après Roques et Junca) la

réaction se produit caractérisée par : inclinaison de
la tête, puis du tronc du côté du pôle positif ; vertige et sensation d'entraînement du côté du pôle

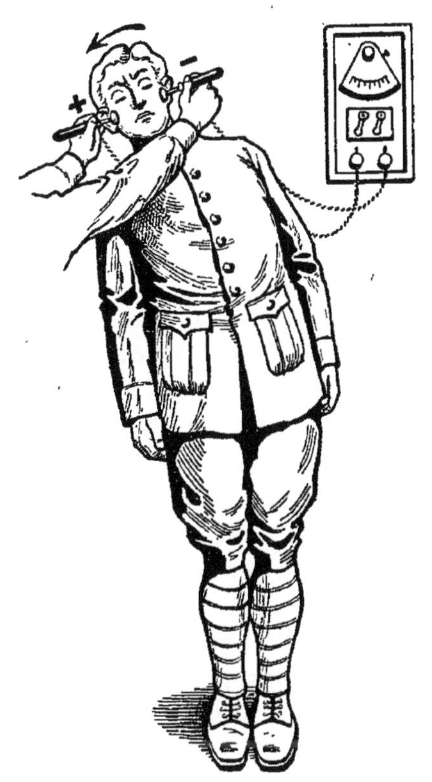

FIG. 12. — *Epreuve de Babinski.*

positif. En pratique, on s'arrête là; on ne pousse pas
jusqu'à l'apparition du nystagmus.

A l'état pathologique, on peut observer :

a) Dans *l'hyper-excitabilité* labyrinthique, l'inclinaison avec 1 ou 2 milliampères ; on peut même, avec cette faible intensité, observer une latéro-pulsion brutale, accompagnée de violents vertiges, avec nausées, pâleur, etc…

b) Dans *l'hypo-excitabilité*, on est obligé, pour obtenir une réaction, de pousser le courant bien au delà de la normale (on dit qu'il y a résistance relative).

c) Dans *l'inexcitabilité*, on n'obtient aucune réacsion, même avec 20 ou 30 milliampères (on dit qu'il y a résistance absolue).

Nous avons vu qu'à l'état normal la chute se fait vers le pôle positif. A l'état pathologique, la direction de la chute n'est nullement conditionnée par le courant ; le sujet tombe du côté où son affection le fait tomber ; l'électrisation a seulement pour effet d'exagérer cette tendance à la chute. On sait que généralement, dans les affections labyrinthiques, c'est du côté de l'oreille malade que le sujet a tendance à tomber.

Les modifications de l'épreuve électrique révèlent souvent des perturbations très légères du labyrinthe, avant même que les autres épreuves indiquent une modification pathologique.

On trouve aussi, au cours de cette épreuve, les mouvements réactionnels des membres (épreuve de l'index) et la déviation latérale du corps pendant la marche.

Comment expliquer le mode d'action de l'épreuve galvanique de Babinski ? — Pour les uns, le courant galvanique produirait une excitation des extrémités périphériques du nerf vestibulaire.

Pour d'autres (Brünings) le courant galvanique n'agirait pas en excitant directement l'élément nerveux, mais bien en provoquant une sorte de cataphorèse, une sorte de mouvement électrolytique de l'endolymphe ; le courant galvanique agirait ainsi comme la calorique et la rotation.

Discuter ces deux hypothèses nous entraînerait trop loin.

IV

Nous venons d'exposer les diverses épreuves d'investigation du labyrinthe et du cervelet, faisons en maintenant l'application à un cas concret.

Supposons une otorrhée droite ; nous soupçonnons une propagation en profondeur : le labyrinthe est-il atteint ? le cervelet est il atteint ? labyrinthe et cervelet ne sont ils pas atteints l'un et l'autre ?

I. — Il y a pyo-labyrinthite droite isolée.

Suivant l'âge de la labyrinthite, vous vous trouverez généralement en présence de deux cas cliniques différents.

Premier cas. — La labyrinthite est de date ancienne, elle ne manifeste plus de signes réactionnels : pas de nystagmus (ou si peu qu'il est négligeable), pas de tendance à la chute, etc.

C'est le cas facile. En même temps que la surdité totale à droite, vous constaterez par l'épreuve calorique et la rotation l'inexcitabilité du vestibule droit : il y a donc pyo-labyrinthite droite (fig. 13).

Mais le cervelet droit est-il atteint ? Si, par réfri-

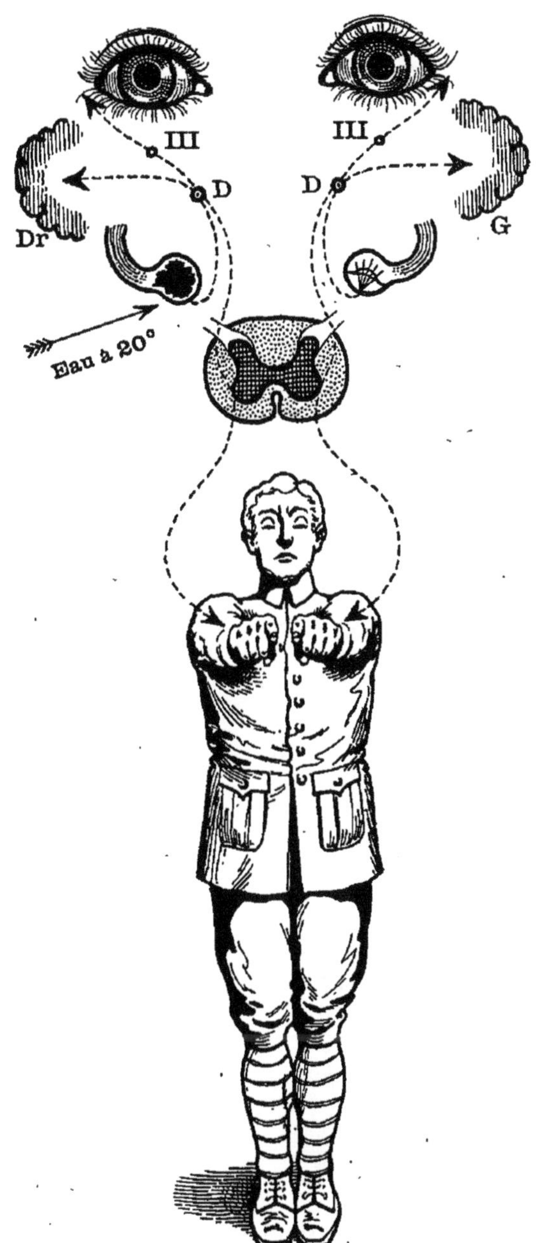

FIG. 13. — *Il y a pyo-labyrinthite droite.*
L'épreuve calorique à droite ne détermine aucune réaction nystagmique, ni aucune réaction du tronc et des extrémités.

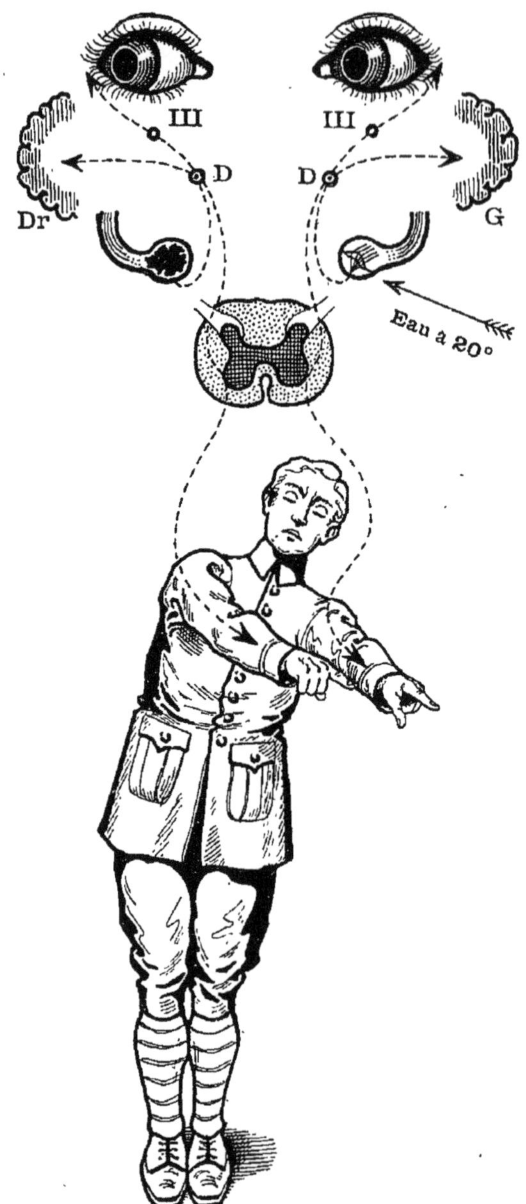

Fig. 14. — *La pyo-labyrinthite droite ne s'accompagne pas d'abcès du cervelet.*

En provoquant, par l'épreuve calorique à gauche, un vif nystagmus à droite (côté de la pyo-labyrinthite) nous constatons une déviation des deux bras à gauche, avec tendance à la chute à gauche : le cervelet a un fonctionnement normal.

gération de l'oreille gauche saine, nous déterminons un vif nystagmus vers la droite, nous obtenons une latéralisation des deux bras vers la gauche, avec tendance à la chute vers la gauche : la réaction est normale ; il n'y a pas de lésion cérébelleuse (fig. 14).

Il s'agit donc bien, dans le cas observé, de *pyolabyrinthite isolée, sans participation du cervelet.*

Deuxième cas. — La pyo-labyrinthite est assez récente (7 à 8 jours par exemple).

Deux signes vous frappent aussitôt : un nystagmus spontané et de la titubation pouvant aller jusqu'à la chute. Remarquez la direction du nystagmus (à gauche, du côté sain, dans notre cas) et la direction de la chute (à droite du côté opposé au nystagmus). Si vous faites varier la position de la tête (et par suite la direction du nystagmus), vous constaterez que varie aussi la direction de la chute. Si au lieu de la chute, vous constatez seulement du chancellement, faites l'épreuve de Babinski-Weil et les épreuves de von Stein : le labyrinthique, comme nous l'avons vu, dévie toujours d'une façon particulière.

Prenez l'audition (l'oreille gauche saine étant assourdie avec l'assourdisseur de Lombard) : vous constaterez que la surdité est totale. Passez à l'examen du vestibule droit : après avoir placé les yeux du sujet dans la position latérale droite du regard où le nystagmus se trouve annihilé ou diminué le plus possible (employer l'oto-goniomètre), refrigérez avec de l'eau à 27°, même à 20° ou à 10° l'oreille droite, vous constaterez que vous ne provoquez aucun nystagmus ou aucune modification du nystagmus existant, si celui-ci n'a pu être avant l'épreuve complètement annihilé.

Ainsi, le rapport observé entre la direction du nystagmus et la direction de la chute, la surdité totale droite, l'inexcitabilité vestibulaire droite vous permettent de dire : il y a pyo-labyrinthite droite.

Mais le cervelet droit est-il indemne? L'oreille droite étant inexcitable, vous ne pouvez interroger le cervelet que par l'oreille gauche. Après avoir placé les yeux dans la position latérale qui annihile ou diminue au maximum le nystagmus spontané, déterminez par refrigération de l'oreille gauche un fort nystagmus vers la droite. Observez le signe de l'indication : les deux bras se meuvent latéralement vers la gauche, avec tendance à la chute vers la gauche. C'est l'expression d'un bon fonctionnement du cervelet.

Il s'agit bien d'une labyrinthite droite isolée.

II. — Abcès cérébelleux droit isolé

Deux cas cliniques également.

Premier cas. — Le sujet n'a pas de nystagmus spontané, ni tendance manifeste à la chute, ni latéralisation spontanée de l'index.

Examinez le labyrinthe droit : la surdité n'est pas totale, les réactions par les épreuves fonctionnelles sont normales; il n'y a donc pas de pyo-labyrinthite droite.

Qu'est le cervelet? Nous pouvons ici l'interroger par l'oreille droite ou par l'oreille gauche. Si, par réfrigération de l'oreille gauche, par exemple, on produit un fort nystagmus à droite, on observe bien une latéralisation du bras gauche vers la gauche (avec tendance à la chute vers la gauche), ce qui indique que le cervelet gauche fonctionne normalement ; mais on constate au contraire que le *bras droit ne latéralise pas*, c'est-à-dire que le cervelet droit ne réagit pas : il y a lésion cérébelleuse à droite (fig. 15).

Deuxième cas. — Le sujet présente des signes de réaction spontanée : nystagmus et tendance à la chute, signe de la déviation spontanée. C'est un nystagmus très violent et parfois de forme variable dans les deux directions du regard : tantôt horizontal du côté droit, et rotatoire du côté gauche, etc. La direction de la chute reste invariable et ne change pas avec les diverses positions qu'on fait prendre à la tête. Examinez le signe de l'indication spontanée : l'index droit « latéralise », l'index gauche « indique » normalement (ce signe sera d'autant plus net que l'affection sera plus récente).

Prenez l'audition : elle est normale.

Examinez le vestibule droit : il réagit normalement (il est même parfois légèrement hyperexcitable); le vestibule gauche est normal également.

Il y a donc des signes de très grande probalité d'affection cérébelleuse droite, avec intégrité du labyrinthe.

Poussez plus loin le diagnostic, en interrogeant le cervelet. Après avoir annihilé le plus possible le nystagmus spontané, provoquez un nystagmus, à droite par exemple, en refrigérant l'oreille gauche,

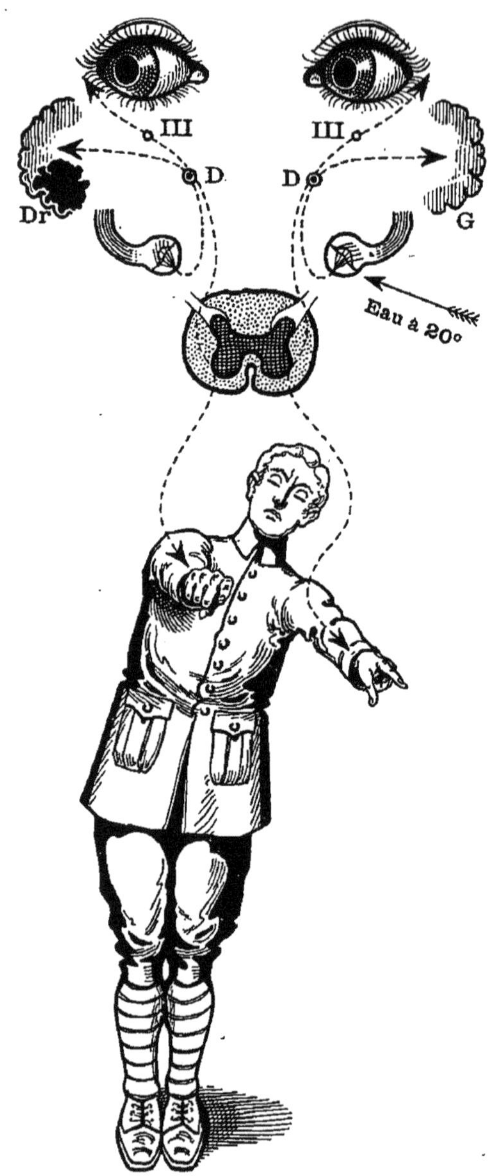

FIG. 15. — *Abcès du cervelet droit isolé.*

Si, par réfrigération de l'oreille gauche, par exemple, on détermine un nystagmus vers la droite, on constate que le bras gauche latéralise à gauche (bon fonctionnement du cervelet gauche), que le bras droit ne bouge pas (le cervelet droit ne réagit pas).

vous constaterez bien une latéralisation du bras gauche à gauche, avec tendance à la chute vers la gauche (ce qui indique un bon fonctionnement du cervelet gauche); mais, au contraire, *le bras droit ne se mobilise pas;* il reste ou à peu près là où il était : ainsi, le cervelet droit ne réagit pas.

Il y a abcès cérébelleux droit, sans labyrinthite.

Nota. — Il va de soi que pour ce diagnostic d'abcès du cervelet on tiendra le plus grand compte des signes cliniques classiques que nous n'avons pas à développer ici, mais que nous rappellerons :

a) *Troubles dans les mouvements* (hypermétrie, asynergie, adiodokinésie, troubles de la parole et de l'écriture, etc.);

b) *Troubles dus au processus inflammatoire (température,* émaciation, etc.);

c) *Troubles dus à la pression intra-cranienne* (céphalée, *lenteur du pouls,* modifications oculaires, vomissements en fusée, etc.).

Nous avons vu aussi que le nystagmus cérébelleux, au lieu d'aller en décroissant comme le nystagmus labyrinthique, a au contraire une tendance à s'accroître.

III. — Pyo-labyrinthite droite et abcès cérébelleux droit.

La combinaison de ces deux affections est assez fréquente. Considérons ici aussi deux cas.

Premier cas. — Le sujet ne présente ni nystagmus spontané, ni chute, ni latéralisation de l'index; c'est un cas latent.

Par l'audition, qui montre une surdité totale à droite; par l'inexcitabilité absolue du labyrinthe droit, vous constatez déjà qu'il y a *pyo-labyrinthite droite* (fig. 16).

Mais le cervelet est-il atteint? Si par réfrigération de l'oreille gauche saine, on détermine un nystagmus à droite, on constate que l'index gauche latéralise à gauche (bon fonctionnement du cervelet gauche), mais que l'*index droit ne bouge pas.* Ainsi, le cervelet droit est atteint (fig. 17).

Il y a donc à la fois : *pyo-labyrinthite droite et abcès cérébelleux droit.*

Deuxième cas. — Le malade présente des signes réactionnels spontanés : nystagmus, tendance à la chute, latéralisation de l'index.

Observez d'abord le rapport entre la direction du nystagmus et la direction de la chute : on pourra avoir ici soit la formule labyrinthique, soit la formule cérébelleuse.

Prenez l'audition : il y a surdité labyrinthique totale à droite.

Faites la réaction vestibulaire à droite (après avoir annihilé le plus possible le nystagmus spontané), vous constaterez que le labyrinthe droit ne réagit pas.

Ainsi : surdité totale droite, inexcitabilité vestibulaire droite témoignent d'une pyo-labyrinthite droite.

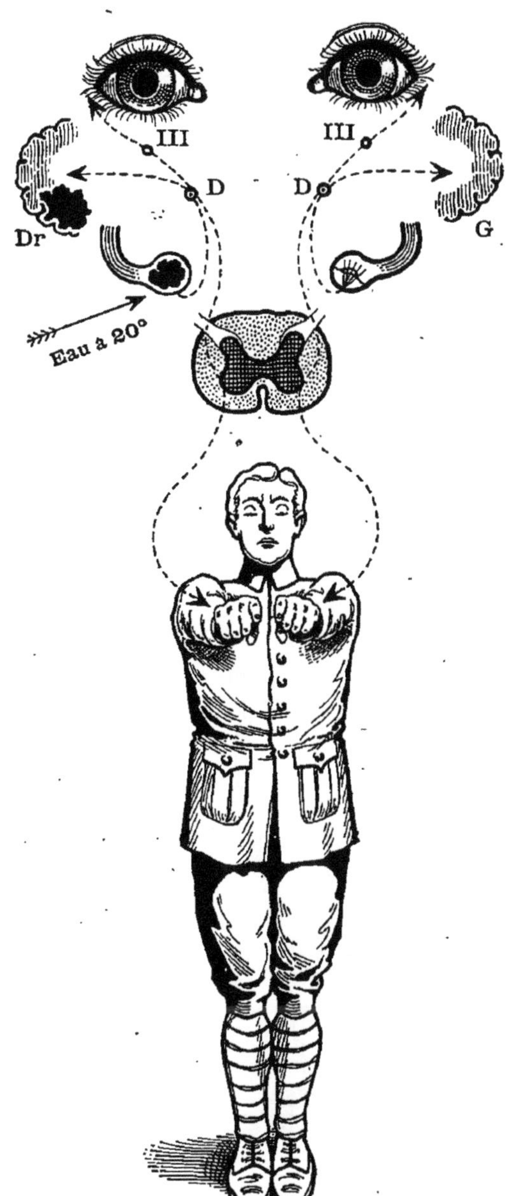

Fig. 16. — *Pyo-labyrinthite droite et abcès du cervelet droit.*

Par réfrigération du labyrinthe droit, on ne détermine aucune réaction nystagmique, ni aucune réaction de mouvements : il y a pyo-labyrinthite droite.

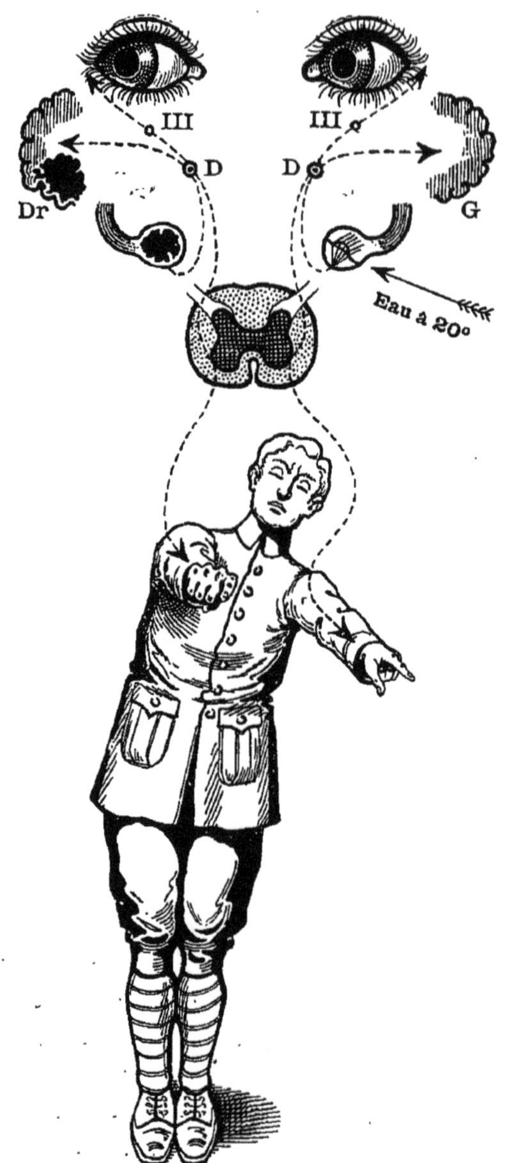

Fig. 17. — *La pyo-labyrinthite droite est accompagnée d'abcès du cervelet droit.*

Si, par réfrigération de l'oreille gauche saine, on détermine un vif nystagmus vers la droite, on constate que le bras gauche latéralise (bon fonctionnement du cervelet gauche), que le bras droit reste immobile : il y a abcès du cervelet droit.

Mais le cervelet est-il atteint?

Nous constatons déjà qu'il y a déviation spontanée de l'index droit.

Observons bien la direction du nystagmus spontané : est-il dirigé du côté droit, c'est-à-dire du côté du labyrinthe inexcitable, il témoigne à lui seul (l'autre oreille étant saine) d'une affection rétro-labyrinthique.

Interrogez maintenant le cervelet.

Après avoir annihilé le plus possible le nystagmus spontané, déclanchez par réfrigération de l'oreille gauche un vif nystagmus à droite et observez le signe de l'indication : l'index gauche latéralise bien à gauche (ce qui indique un bon fonctionnement du cervelet gauche), mais l'index droit *ne bouge pas* ou se redresse à peine : il y a lésion cérébelleuse à droite.

Il y a donc à la fois : *pyo-labyrinthite droite et abcès du cervelet droit.*

*
* *

Nous avons décrit les épreuves et leurs résultats en l'état actuel de la science. Au sujet des réactions provoquées de mouvements, nous ne saurions assez dire que leur recherche est difficile et délicate et qu'elles doivent être plusieurs fois répétées pour justifier une conclusion. Ces réactions ne sont pas toujours aussi nettes que nous les avons exposées dans ce travail de vulgarisation, qui a surtout pour but de servir de fil conducteur.

Nous ne pouvons citer les nombreux auteurs auxquels nous avons fait de larges emprunts. On trouvera un index bibliographique très complet à la fin de l'excellente monographie d'Hautant sur les labyrinthites (*Annales des maladies de l'oreille*, 1914).

TABLE DES MATIÈRES

I

Nystagmus vestibulaire.

II

Réactions spontanées de mouvements du tronc et des extrémités.

III

Techniques de recherche du nystagmus provoqué et des réactions provoquées du tronc et des extrémités.

IV

Application des épreuves à un cas concret.

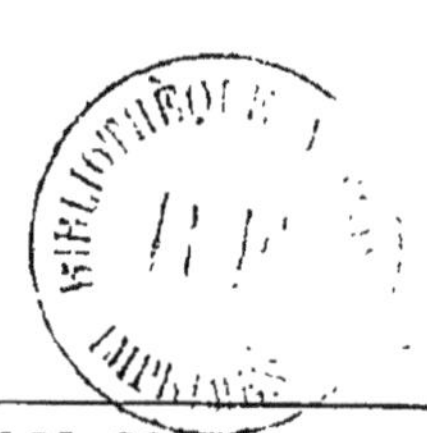

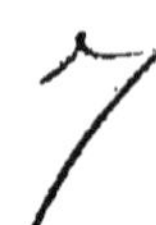

www.ingramcontent.com/pod-product-compliance
Ingram Content Group UK Ltd.
Pitfield, Milton Keynes, MK11 3LW, UK
UKHW020004080726
13614UKWH00003B/1271